AF215118

HaJo Fritschi

Warum mag Meister Eckart keine Globuli?

Fragen an einen weisen Arzt

Bibliografische Information der Deutschen Nationalbibliothek:
Die Deutsche Nationalbibliothek verzeichnet diese Publikation in der
Deutschen Nationalbibliografie. Detaillierte bibliografische Daten
sind im Internet unter http://dnb.d-nb.de abrufbar.

Impressum:
© 2017 HaJo Fritschi
Herstellung und Verlag: BoD - Books on Demand, Norderstedt
ISBN 9783744870979

Zur Einstimmung

Die Homöopathie hat gegenwärtig keinen leichten Stand. Sie wird von vielen Seiten angegriffen. Homöopathiegegner haben sich zum Ziel gesetzt, diese alternative Heilmethode mit 200-jähriger Tradition aus der Medizin zu verbannen. Die Globuli, jene Zuckerkügelchen mit hochverdünnten Heilsubstanzen, seien nachgewiesenermaßen Humbug, so der Grundtenor ihrer Argumentation. Ein eigens zur politischen Umsetzung dieses Ziels gegründetes „Informationsnetzwerk Homöopathie" (INH) will erreichen, dass das Arzneimittelrecht und das Arzneibuch so geändert werden, dass die homöopathischen Mittel keinen Arzneimittelstatus mehr haben. Wer Globuli haben wolle, der könne sie dann ja beispielsweise beim Discounter kaufen. Eine staatliche Kontrolle über die Herstellung gäbe es dann nicht mehr. Grundsätzlich dürfe es keine Erstattung homöopathischer Leistungen durch gesetzliche Krankenkassen mehr geben, und eine Homöopathieweiterbildung an Universitäten solle verboten werden. Untersagt werden sollte nach dem Willen des INH auch die weitere Erforschung der Homöopathie. Kurz: Das erklärte Ziel ist die Eliminierung der Homöopathie aus der Medizin.

Zu den Unterstützern des Informationsnetzwerks Homöopathie und ihrer Ziele gehört der Arzt und Kabarettist Eckart von Hirschhausen. Für ihn ist Homöopathie rein psychologisch erklärbar. An den Globuli selbst sei nichts dran. Das ist für Eckart von Hirschhausen definitiv erwiesen. So fehlen in seinen Shows und Veröffentlichungen selten humorvoll verpackte Seitenhiebe gegen die Zuckerkügelchen und ihre Anwender. Da Eckart von Hirschhausens Haltung zur Homöopathie eindeutig ist, kann man die Frage stellen, wie er zu dieser Überzeugung gekommen ist. In seinem Buch „Wunder wirken Wunder" berichtet er von einem Besuch bei einem Homöopathen, mit dem er ein langes und nettes Gespräch geführt habe und an dessen Ende er ein Briefchen mit Globuli bekommen habe. Genommen habe er diese zwar nicht, aber das empathische Arztgespräch nimmt er als Beleg für seine Erklärung, Homöopathie sei so etwas wie angewandte Psychotherapie. Dies scheint der einzige konkrete Kontakt mit der Homöopathie gewesen zu sein. Über eine weitere Auseinandersetzung mit ihr liest man in dem Buch leider nichts. Vielmehr übernimmt Eckart von Hirschhausen die Argumentation des INH und kleidet sie in seine eigenen Worte.

Bei einem so bekannten, überall präsenten Menschen, der ständig unterwegs und in den Medien allgegenwärtig ist, dürfte es schwer sein, persönlich nachzufragen, wie er zu der Überzeugung gekommen ist, Globuli seien keine richtige Medizin. Briefe dürfte Eckart von Hirschhausen jeden Tag wohl körbeweise bekommen. Darum kümmert sich das eigene Büro des medizinischen Kabarettisten. Persönlich zu antworten, wird ihm da überhaupt nicht möglich sein. Vielleicht gelingt es ja auf eine etwas unorthodoxe Weise, indem man die Fragen in eine Geschichte verpackt ...

Eine solche Geschichte habe ich mir hier ausgedacht. In ihr mache ich mich auf den Weg zu Eckart von Hirschhausen, alias Meister Eckart. Dieser ist ein weiser Arzt und Gelehrter, der als Einsiedler in einer Klause im Wald bei den Hirschen haust. Aber meine Hoffnung, ihn dort zu treffen, wird enttäuscht. Meister Eckart ist ausgeflogen, doch seine Hütte steht offen. So trete ich ein und setze mich an den Tisch, auf dem sein Buch „Wunder wirken Wunder" liegt. Das Konterfei des Meisters auf dem Buch inspiriert mich, diesem meine Fragen zu stellen. Natürlich kommt es so zu keinem Gespräch, aber die Fragen sind gestellt. Auch die Briefe, die ich von Freunden und Bekannten mitbekommen habe, lese ich Hirschhausens Abbild vor.

Natürlich ist diese Geschichte fiktiv. Real jedoch sind die dort berichteten Heilerfolge durch Homöopathie. Diese habe ich persönlich erlebt und in die Geschichte eingeflochten.

Die Diskussion um die Homöopathie zeigt zunehmend aggressive Züge. Keine Seite schreckt vor einer Verunglimpfung und Diskriminierung der anderen zurück. Respekt und Fairness bleiben immer mehr auf der Strecke. Dies sehe ich als Hinweis, dass die Hintergründe der Auseinandersetzung eigentlich ideologischer Art sind. Wie die Homöopathiekritik geführt wird, erscheint mir als Anachronismus. Ein veraltetes Schwarz-Weiß-Denken beherrscht die Diskussion, in der es gilt, missionarisch einen „guten Kampf für die Wahrheit" zu führen. Früher war diese „Wahrheit" religiöser Natur, heute scheint für viele „die Wissenschaft" die Rolle der Religion übernommen zu haben, was bei manchen zu einer Art „skeptizistischem Fanatismus" führt. Lange schien es, diese überkommenen Denkmuster der Menschheit seien überwunden. Am Beispiel der Homöopathiediskussion muss man konstatieren, dass dem wohl nicht so ist.

Eckart von Hirschhausen sehe ich als Vertreter eines neuen Denkens. Er plädiert im Bereich der Medizin und des Gesundheitswesens für ein Miteinander, das die Wertschätzung des Menschen und des Lebens an sich an erste Stelle rückt. Und er weiß um die transzendierende Kraft des Lachens, wenn die Ratio nicht mehr weiter weiß, weil die Realität nicht in ihre Erklärungsmuster passt. Ähnliches wünsche ich mir von ihm auch, wenn es um die Bewertung von Globuli und Homöopathie geht.

HaJo Fritschi,
im August 2017

1

Selten ist es Anfang Juni schon so heiß. Das Thermometer zeigte bereits am späten Vormittag, als ich mich auf den Weg machte, 25 Grad im Schatten, und die Sonne strahlte von einem wolkenlosen Himmel. Ich hatte mich darauf eingestellt und für meine Wanderung luftige Kleidung und Strohhut gewählt. Im Rucksack waren genügend Wasserflaschen und Proviant verstaut. Vor mir lag ein Fußmarsch von rund drei Stunden. So weit lag die Klause von dem Dorf entfernt, in dem ich ein Zimmer in einem Gasthaus bezogen hatte. Ich musste eine lange Strecke meines Weges durch Wiesen und Felder zurücklegen, ohne Schatten und bei kaum einer Brise kühlenden Winds, ehe ich die Silhouette des Waldes in der heißen Luft am Horizont flirren sah. Jenes Waldes, in dem ich Meister Eckart in seiner Klause zu treffen hoffte. „Wald der Hirsche" nennen die Einheimischen diesen Mischwald, denn er wird von sehr viel Rotwild bevölkert. Als ich den Waldesrand durchschritt, erwartete mich eine angenehme Kühle im Schatten mächtiger Baumkronen. Nun war es noch eine knappe Stunde bis zur Behausung des weisen Arztes Eckart.

Meister Eckart steht in dem Ruf, ein weiser, aber auch weltoffener und heiterer Heilkünstler zu sein. So lieben ihn die Menschen und fragen ihn häufig um Rat, wenn es um Themen rund um Gesundheit und Medizin geht. Der Beweggrund für meine Wanderung zum „Wald der Hirsche" war auch eine Ratsuche. Mich beschäftigten einige Fragen, auf die ich keine Antwort wusste. Ich hörte davon, dass sich Meister Eckart genau mit diesen Dingen intensiv beschäftigte und Erkenntnisse darüber erlangt hatte. Daraufhin hatte ich Bücher von ihm gelesen und Reden von ihm gehört. Allein: Meine Fragen wurden dadurch nicht beantwortet, im Gegenteil. Meister Eckarts Weisheiten stießen mich in noch größere Verunsicherung.

Meine Leidenschaft gilt der Homöopathie, jener Heilmethode, die (oft, aber nicht immer) mit Zuckerkügelchen, den sogenannten Globuli, arbeitet. Ich wurde Zeuge verblüffender Heilerfolge und konnte solche auch an mir selbst erfahren. Und das, obwohl eine Wirkung dieser Mittel nach anerkannten naturwissenschaftlichen Kriterien überhaupt nicht erklärbar ist. Seit einiger Zeit mehren sich die Stimmen, die die Homöopathie scharf kritisieren, sie mal als Humbug, mal als Betrug oder auch nur als bloße Placebomedizin bezeichnen. Jedenfalls sei an dieser Therapie nichts dran. Manche wollen sie aus der Medizin ganz verbannen. Auch Meister Eckart hat sich dieser Kritik angeschlossen. Er vertritt die Meinung, Homöopathie sei nichts weiter als eine verkappte Psychotherapie. Als Bewunderer des Meisters irritierte mich das. Und nicht nur mich: Auch Freunde und Bekannte waren verwirrt und ratlos.

Dann sah ich im Schweizer Fernsehen eine Sendung über Meister Eckart. Es war ein Gespräch, eine Art ausführliches Interview. Es ging um die Wiederentdeckung des Magischen in der Medizin. Was der Meister dort sagte, war sehr interessant und fand meine volle Zustimmung. Nur, als er auf die Homöopathie zu sprechen kam, kam zur schon zuvor vorhandenen Irritation noch eine gewisse Verärgerung hinzu. Das deshalb, weil mir die Worte des Meisters einfach nicht klug und weise erschienen. So beschloss ich, mich auf den Weg zu Meister Eckart zu machen, um ihm meine Verunsicherung kundzutun. Sicher, es braucht Mut, einem so hochverehrten und geachteten Meister kritische Fragen zu stellen. Aber ich war entschlossen, dies zu tun. So machte ich mich auf den Weg.

Nun stand ich also nach schweißtreibender Wanderung an der Tür der unscheinbaren Hütte, erschöpft, verschwitzt und enttäuscht – denn es war niemand da. Meister Eckart war nicht zu Hause. Aber die Tür war offen. Ich trat ein, nachdem auf mein Klopfen und Rufen keine Antwort gekommen war. Vorsichtig schaute ich mich um und fragte nochmals, eher flüsternd als rufend: „Hallo, Meister Eckart, seid Ihr da?" Aber auch jetzt kam keine Antwort. Nun war ich sicher, dass Eckart ausgeflogen war.

Die Hütte war klein und sehr schlicht eingerichtet, gerade so, wie man sich die Klause eines Mönchs oder Einsiedlers vorstellt: ein einziger Raum, der als Wohn- und Schlafzimmer diente, und – abgetrennt daneben – eine kleine Küche und Vorratskammer. Das „Klohäuschen" befand sich an der Rückseite der Hütte. Nachdem ich mich umgeschaut hatte, kam mir der Gedanke, dass der Meister wohl längere Zeit nicht hier gewesen sein musste. Die Klause wirkte seltsam unbewohnt. Aber sie gehörte Meister Eckart, das war unzweideutig so. Denn an der Wand hingen Bilder von ihm, von seinen Vorträgen, seinen Fernsehshows, den vielen Anlässen, bei denen er zugegen war. Auf dem großen Tisch, der in der Mitte des Raumes stand, lagen stapelweise Bücher und Papiere, zuvorderst sein Buch „Wunder wirken Wunder", in dem er auf so gekonnte und einleuchtende Weise Magie und Medizin (auf der Basis gesicherter Naturwissenschaft) versöhnen will. Vom Umschlag des Buches sah mich Meister Eckart an, freundlich lächelnd, aber auch etwas streng mit viellockigem Haar über hoher Stirn.

Natürlich war ich betrübt, die Hütte so leer vorzufinden. Sollte ich warten, bis er wiederkommen würde? War er nur kurz weggegangen und sollte bald hier in der Tür erscheinen? Ich ging nochmal kurz nach draußen und schaute mich um. Die kleine Lichtung, auf der die Hütte stand, lag im heißen Sonnenlicht. Es war still. Nicht einmal die Vögel wollten ihren Gesang in die Gluthitze des Nachmittages hineinschicken. So ging ich wieder in die Hütte zurück und setzte mich an den Tisch.

Den Rucksack hatte ich abgenommen und stellte ihn auf den Boden. Ich nahm einen großen Schluck aus der Wasserflasche, wickelte eines der belegten Brote aus und begann mich zunächst einmal zu stärken.

Die Homöopathie abzulehnen, ist nachvollziehbar. Sie steht den Erkenntnissen der modernen Wissenschaften so diametral gegenüber wie die Reeperbahn auf St. Pauli dem Petersplatz in Rom. Und trotzdem schwören unzählige Menschen seit 200 Jahren auf sie. Auf der ganzen Welt. Das lässt sich nicht erklären, oder doch? Es lässt sich erklären, sagen gerade die überzeugtesten Homöopathiekritiker. Das Rätsel sei gelöst: Es sei immer und ohne jeglichen Zweifel der Placeboeffekt, der da wirke. Es sei nur die gekonnte Zuwendung des Therapeuten, die die Selbstheilkräfte aktiviere. Oder die Krankheit sei von sich aus ausgeheilt, zufällig zeitgleich mit der Gabe von Globuli. Oder aber, Patienten und Therapeuten ließen sich von Besserungen täuschen, die eigentlich gar keine seien. Das sei, so die Kritiker, die definitive Antwort auf die Frage, weshalb Homöopathie nachweislich helfen könne. Somit sei das Urteil über die Homöopathie gefällt. Jede weitere Diskussion erübrige sich daher. Wer das nicht einsehe, sei faktenblind. Das ist auch die Meinung von Meister Eckart, dem weisen und klugen Arzt, der bei den Hirschen haust.

Während ich mich stärkte, gingen mir alle möglichen Fragen durch den Kopf, die ich Meister Eckart stellen wollte. Was aber, wenn er nicht kommen würde und ich den mühsamen und schweißtreibenden Weg umsonst gegangen wäre? Ich zerknüllte den Butterbrotbeutel und schob ihn zusammen mit der Wasserflasche in den Rucksack zurück. Dann holte ich aus der Seitentasche mein Smartphone hervor. Ich wollte das Video nochmal anschauen, in welchem der Meister interviewt und zur Homöopathie befragt wurde. Nach einigem Tippen, Ziehen und Schieben fand ich die Datei. Bei Minute 25 etwa fand ich jene Stelle, die mich stark verunsicherte und die ich nun zum wiederholten Male anhörte:

„Man kann diese Diskussion rationalistisch, evidenzbasiert führen, dann ist völlig klar: Diese Globuli haben keine aktiven Wirksubstanzen. Wenn man sie gegen Placebo testet, ist da nichts dran. Da gibt's tausend Studien. Wir müssen das nicht weiter untersuchen, das ist längst klar.“

Was störte mich an dieser Aussage? Nun, ich hatte das Gefühl, dass der Meister hier Halbwahrheiten von sich gab. Wie aber konnte ein weiser, kluger und unvoreingenommener Arzt so etwas tun? Nein, die Integrität und Seriosität des Meisters stellte ich zu keiner Zeit infrage und tue es bis heute nicht. So muss es einen tieferen Grund geben, weshalb er hier nicht die ganze Wahrheit sagte. Nur: Soviel ich auch darüber nachdachte, ich fand keinen solchen. Ihn zu erfahren, war einer der Gründe, weshalb ich nun hier tief im Wald in dieser Hütte saß. Immer noch allein. Mein Blick fiel nochmals auf sein Buch über Wunder und Medizin. Von dort blickte er mich an, der verehrte Meister, mit einem Blick, der scheinbar an Schärfe zugenommen hatte. Jedenfalls erschien es mir so. Meine Augen blieben an diesem Gesicht haften – und plötzlich kam mir der Gedanke: Wenn der Meister schon nicht leibhaftig zugegen ist, dann könne ich doch mit seinem Konterfei ein Gespräch führen. So griff ich nach dem Buch und zog es zu mir herüber.

Mit einem Bild ein Gespräch zu beginnen, ist nicht ganz einfach. Ein solches Unterfangen ist an sich widersinnig, da ein Bild keine Antworten geben kann auf Fragen, die man ihm stellt. Und es waren ja gerade Fragen (viele Fragen), die ich stellen wollte. Da ich nun aber einmal da war und nicht völlig unverrichteter Dinge wieder gehen wollte, versuchte ich, meine Gedanken in Worte zu fassen. Zu Beginn war das recht schwierig. Doch dann gelang es mir nach und nach immer besser. Die Atmosphäre in der Hütte erzeugte eine Art geistige Nähe zum Meister, sodass es mir immer leichter fiel, über meine Zweifel und Bedenken zu sprechen.

2

Meine Gedanken waren noch immer bei dem Video mit Meister Eckart. Meines Erachtens waren seine Worte in dem Interview nicht korrekt. Zumindest gaben sie die Sache nicht in ihrer ganzen Breite wieder, was zu falschen Schlussfolgerungen führen konnte. So war dies auch das Erste, was ich in diesem fiktiven Gespräch ansprach:

Werter Meister! Verzeiht, wenn ich hier so unvermittelt in Eure Hütte eingedrungen bin. Aber mir liegen einige Dinge auf dem Herzen, von denen ich Euch berichten möchte. Es sind Fragen zur Homöopathie, zu der Ihr Euch ja immer wieder deutlich äußert. Ich stimme Euch völlig zu, dass diese Heilweise rational überhaupt nicht nachvollziehbar ist und dass eine spezifische Wirkung der verwendeten hochverdünnten Mittel naturwissenschaftlich betrachtet unmöglich ist. Probleme habe ich jedoch, einige Eurer Diskussionsbeiträge zu verstehen, da sie meiner Meinung nach nicht ganz stimmig sind.

Ich nehme einmal als Beispiel das Interview mit Euch im Schweizer Fernsehen. Dort sagtet Ihr wörtlich: „Diese Globuli haben keine aktiven Wirksubstanzen." Nun wisst Ihr natürlich, dass das nur auf eine bestimmte

Gruppe von Globuli zutrifft, auf jene nämlich, die über die Stufe D23 verdünnt sind. Nach den Regeln der Mathematik kann jenseits dieses Verdünnungsgrades keine Substanz des Ausgangsstoffes mehr in den Globuli enthalten sein. Je niedriger jedoch die Verdünnung, desto mehr Substanz lässt sich auch in den homöopathischen Mitteln finden. Wenn Ihr also sagt, die Globuli hätten keine aktiven Wirksubstanzen, dann meint Ihr natürlich nur die sogenannten Hochpotenzen. Der Zuhörer aber schließt aus der Formulierung „diese Globuli", dass das alle homöopathischen Kügelchen betrifft.

Ihr sagt hier also nicht die ganze Wahrheit. Das nun ist mir ein Rätsel. Ich frage mich, welchen Grund Ihr hierfür wohl anführt, denn Ihr habt einen solchen natürlich. Ein Meister wie Ihr stellt nicht ohne triftige Begründung eine Halbwahrheit in den medialen Raum, das weiß ich. Ich habe da eine Vermutung. Vielleicht geht es Euch darum, zu verdeutlichen, dass verdünnte Stoffe keine Wirkungen im Organismus mehr erzielen können, selbst wenn sie in Spuren noch vorhanden sein können. Das aber verlangt, dass der alte Satz „Viel hilft viel!" immer und uneingeschränkt zutrifft. Der Begriff der „aktiven Wirksubstanzen" würde dann unmittelbar mit der Menge des *entsprechenden Stoffes zusammenhängen. Meint Ihr etwa dies, Meister? Das jedoch würde bedeuten, dass Ihr den aktuellen Stand der Wissenschaft nicht kennen oder diesen gar ignorieren würdet. Und das halte ich für vollkommen ausgeschlossen.*

Wie Ihr also wisst, können in lebenden Organismen schon kleinste Substanzmengen Reaktionen auslösen. Die menschliche Nase kann schon vier Mikrogramm des Knoblauchduftstoffes wahrnehmen, die in der Luft einer Halle von 500 x 100 x 20 Metern verteilt sind. Und der Aal ist in der Lage, noch auf den Duftstoff Phenylethylalkohol zu reagieren, wenn ein Milliliter davon in einer Wassermenge verdünnt ist, die dem 58-Fachen des Bodensees entspricht. Ist das nicht faszinierend? Und wissen nicht die Parfümeure, dass manche Riechstoffe erst in größerer Verdünnung ihren charakteristischen Duft freisetzen, während sie in konzentrierter Form oft kaum wahrnehmbar sind? Auch weiß man heute von der Fähigkeit von Giften, in sehr hoher Verdünnung positive Wirkungen auf den Organismus entfalten können. Der wissenschaftliche Fachbegriff hierfür ist Hormesis.

Nun, ich denke, der durch Verdünnung verminderte Stoffgehalt wird also nicht der Grund gewesen sein, dass Ihr Euch so miss-

verständlich ausgedrückt habt. Da mir aber bis heute kein weiterer in den Sinn kommt, wollte ich Euch danach fragen. Ja, deshalb sitze ich hier und schaue in Euer Gesicht. Es ist nur auf ein Stück Papier gedruckt, und doch erzeugt Euer Blick in mir Ehrfurcht und Anerkennung, gemischt mit Zweifel und Skepsis. Ja, Meister, Ihr wirkt auf mich, auch wenn Ihr gar nicht da seid ...

3

Indem ich so meine Gedanken zu einer Art „Selbstgespräch mit Bild" formen ließ, nahm ich das dicke Buch von Meister Eckart nochmals zur Hand und blätterte darin. Dort findet sich ein eigenes Kapitel über die Homöopathie mit der Überschrift „Deutschland und die Globulisierung". In diesem stellt Meister Eckart eingangs die rhetorische Frage: „Wenn ein Bauer über das Feld geht und einen fahren lässt – hat er dann schon gedüngt?" Das klingt lustig und lässt beim Leser die Mundwinkel reflexartig nach oben zucken. Meister Eckart ist auch Humorist und versteht sich darauf, das Lachen zielsicher einzusetzen. Es ist offensichtlich, was er mit dieser Frage ausdrücken will: Der Bauer ist der Homöopath, das Feld ist der Patient und der Furz sind die Globuli. Mit dem Düngen meint er dann wohl die homöopathische Therapie. Globuli sind also Fürze, und mit Fürzen kann man nicht düngen und somit nicht heilen. Wer das dennoch tut, muss ein Spinner sein. Soweit wohl die Botschaft dieses Gleichnisses von Meister Eckart. Allein mir erschließt sich der Tiefsinn dieser Parabel nicht.

Denke ich aber länger darüber nach, dann entblättert sich vielleicht doch ein geheimer Sinn in diesem metaphorischen Sprachspiel: Wenn der Bauer auf seinem Feld sich seiner Darmgase entledigt, dann gibt er sie an die Luft ab, nicht aber an den Boden. Wer weiß besser als der Bauer selbst, dass man mit Fürzen nicht düngen kann. Wenn man die hohe Empfindlichkeit von Riechzellen kennt, dann könnte es doch sein, dass so manche Schädlinge, die das Wachstum der Pflanzen hemmen, darauf reagieren. Mag sein, des Bauers Fürze wirken auf sie wie ein Antimückenspray auf lästige Schnaken im Schlafzimmer. Vielleicht nehmen diese Insekten daraufhin Reißaus – und das Gemüse, das Getreide, die Früchte können viel besser wachsen und werden gesünder. Dieses Bild ist natürlich nur ein Vergleich, aber das ist das mit dem Düngen ja auch.

In Meister Eckarts Gleichnis vom furzenden Bauern geht es also gar nicht darum, die Homöopathie lächerlich zu machen, ganz im Gegenteil. Wenn man sich die Mühe macht, die kleine Geschichte weiterzudenken, kommt man dem eigentlichen Ziel der Homöopathie sehr nahe. Meister Eckart schenkt uns damit ein schönes Beispiel, wie wir Homöopathie richtig zu verstehen haben, als ein sehr lebensnahes Verfahren, auf die Natur und auf das, was in ihr lebt, fördernd und heilend einzuwirken. Homöopathen sind wie furzende Bauern auf einem Acker. Sie düngen nicht, sie jäten nicht, und heilen tun sie doch.

4

Nun musste auch ich über das Bild des Bauern lächeln. Was offenbar dazu genutzt wurde, die Homöopathie lächerlich zu machen, wandelte sich in ein schönes Gleichnis für ihre tieferen Hintergründe. Metaphern und Parabeln lassen uns oft eine andere Sicht der Wirklichkeit erkennen. Auch Meister Eckart weiß das. Ich blätterte weiter durch die Seiten, in denen der weise Arzt die Homöopathie als rein psychologisch wirksames Verfahren darzustellen versucht. Wieder stieß ich auf Stellen, die mich irritierten und zu denen ich den Meister gerne befragt hätte. So auch zur Metapher des Chamäleons. Er schreibt: „Die Homöopathie ist das Chamäleon unter den Therapien. Immer fein auf die Umgebung abgestimmt." Ich versuchte, den abschätzigen Unterton dieses Satzes beim Lesen zu ignorieren und beschäftigte mich mehr mit der Frage, worauf Eckart wohl hier hinaus will. Der Satz stand unter einem Bild eines Zoofachhandels mit einem Hinweisschild für einen Hundesalon, der „Homöopathie für Tiere" anbietet. Scheinbar meint Meister Eckart, Homöopathie biedere sich überall an, um ihre zwielichtigen Geschäfte treiben zu können. Deshalb wohl auch der Begriff des Chamäleons. Ich klappte das Buch zu und schaute an die Wand mit den vielen Fotografien, die Meister Eckart in Shows und bei Bühnenauftritten zeigten. Ich stand auf und ging zu der Wand hinüber, wo ich die Bilder nacheinander betrachtete. Da fielen mir wieder Gedanken zu, wie ich dem Meister meine Fragen gerne gestellt hätte:

> *„Verehrter Meister! Ihr habt recht: Mit der Homöopathie wird viel Rummel gemacht, und viele betätigen sich nur als Trittbrettfahrer. Somit erscheint diese Heilmethode manchmal wirklich sehr beliebig. Viele versuchen, mit den Globuli ihr Süppchen zu kochen. Und weil es irgendwie trendig ist, hat jeder irgendwo sein Globulifläschchen in der Tasche. Das haben Trends so an sich. Ist das aber ein treffsicheres Erkennungsmerkmal der Homöopathie? Ist sie daher per se ein Chamäleon, das sich immer nur den Umständen anpasst, um daraus Eigennutz zu ziehen?*
>
> *Das Chamäleon ist ein eigenartiges Tier, nicht wahr? Es kann Dinge, die anderen Tieren verwehrt sind, z. B. beide Augen unabhängig voneinander und in alle Richtungen bewegen. Andere Dinge kann es dagegen*

sehr schlecht bis gar nicht. Riechen zum Beispiel. Chamäleons haben einen beeindruckenden Panoramablick von fast 360 Grad, wobei sie gleichzeitig nach vorne, oben, unten und nach hinten blicken können. Faszinierend. Wenn man die Anatomie und Physiologie aller anderen Tiere zugrunde legt, dann kann es so etwas wie In-alle-Richtungen-gleichzeitig-sehen-Können überhaupt nicht geben. Es ist schlicht unmöglich. Nun beweist das Chamäleon aber, dass es doch möglich ist. Man darf nur nicht die Funktionen, die im Tierreich allgemein vorhanden sind, als einzige Voraussetzung annehmen. Für Chamäleons gelten natürlich dieselben Naturgesetze wie für alle andern Tiere, sie nutzen sie nur in einer Weise, die allen anderen Tieren verwehrt ist. Vielleicht ist die Homöopathie ja in dieser Hinsicht wirklich ein Chamäleon, ein Exot, der völlig aus dem Rahmen des Üblichen fällt.

Kennt Ihr übrigens die Geschichte von der Unsterblichkeit, die man sich in Afrika erzählt? Von ihr gibt es verschiedene Versionen. Eine davon geht so: Als Gott die Menschen erschuf, war er mit sich uneins, ob sie sterbliche oder unsterbliche Wesen sein sollten. So schickte er zwei Tiere zu den Menschen, ein Chamäleon und eine Eidechse. Das Chamäleon sollte den Menschen sagen, dass sie unsterblich seien und nach dem Tode wiedergeboren würden. Die Eidechse jedoch sollte die Botschaft überbringen, dass alle Menschen sterblich seien und mit dem Tod alles zu Ende sei. Welches Tier am schnellsten bei den Menschen ankomme, dessen Botschaft werde künftig gelten. So schickte Gott die beiden Tiere fort. Da das Chamäleon viel langsamer war als die Eidechse, kam diese als Erste bei den Menschen an und überbrachte die Nachricht, dass Gott bestimmt habe, dass alle Menschen sterben müssten und dass nach dem Tode alles zu Ende sei. So trat es ein. Da die Menschen nun sahen, dass sie alle einmal starben, glaubten sie an die Botschaft. Als nach langer Zeit das Chamäleon bei den Menschen eintraf und davon berichtete, dass Gott beschlossen habe, alle Menschen seien unsterblich und würden nach dem Tod wiedergeboren, lachten sie über das seltsame Tier und beschimpften es, die Unwahrheit zu sagen. Sie jagten das Chamäleon davon, worauf es sich in die einsamen Wälder zurückzog.

Die Botschaft des Chamäleons war für die Menschen eine Ungeheuerlichkeit, meint Ihr nicht auch, Meister? Sie hatten das, was die Eidechse ihnen sagte, so verinnerlicht, dass sie für andere Denkansätze völlig taub waren. Nun schreibt Ihr in Eurem lesenswerten Buch, die Homöopathie sei ein Chamäleon.

Ich weiß, Ihr meint dies in einem anderen Zusammenhang, jedoch: Kann es nicht sein, dass die Homöopathie auch eine ungeheuerliche Botschaft ist, die wir nicht verstehen können und auch nicht verstehen wollen, da unser Denken schon längst in einem anderen Käfig steckt?

Noch immer stand ich an der Wand mit den vielen Bildern von Meister Eckart. Eines zeigte ihn bei der Präsentation seines Buches „Die Leber wächst mit ihren Aufgaben". Der Titel ist wohl ironisch gemeint, denn in dem Buch geht es um Komisches in der Medizin. Ernsthaft weitergedacht könnte man vielleicht auf den Gedanken kommen, auch das Denken wachse mit seinen Aufgaben. Wäre es so vermessen zu behaupten, gerade solche verqueren Dinge wie die Homöopathie könnten unser Denken vor Herausforderungen stellen, an denen es wachsen kann? Sie ins Lächerliche zu ziehen, mag ja das Bauchfell kitzeln. Wer mit Lachen zufrieden ist, dem kann das genügen; aber: Humor ist, wenn man trotzdem denkt.

5

Ich ging nochmals zur Tür und schaute hinaus. In der weiten Lichtung, in der die Hütte stand, war es still. Die Glut des Sommertages wirkte noch immer lähmend. Auch in der Hütte stand diese drückende Luft, sodass ich zum gegenüberliegenden Fenster ging und es weit öffnete. Der leichte Luftzug tat gut. So setzte ich mich wieder an den Tisch und griff nach meinem Smartphone, das neben Meister Eckarts Buch lag. Noch immer war das Video mit dem Interview geöffnet. Ich hatte es angehalten, als der Meister sagte, die Globuli hätten ja gar keine Wirksubstanzen. Dies wollte ich nochmals hören und spulte etwas zurück. Und so hörte ich Meister Eckart erneut sagen:

„Man kann diese Diskussion rationalistisch, evidenzbasiert führen, dann ist völlig klar: Diese Globuli haben keine aktiven Wirksubstanzen. Wenn man sie gegen Placebo testet, ist da nichts dran. Da gibt's tausend Studien. Wir müssen das nicht weiter untersuchen, das ist längst klar."

Als ich diese Worte nochmals hörte, kam mir erneut eine Frage in den Sinn: Wenn der Meister meint, man *könne* diese Diskussion rationalistisch und evidenzbasiert führen, dann müsste es ja auch eine *andere* Möglichkeit des Diskutierens geben. Er sagt ja nicht (wie viele der Homöopathiekritiker), man muss sie so führen, sondern man kann. Wie aber kann eine andere Ebene der Diskussion über die Globuli aussehen? Die rationalistische Ebene kennt man ja. Da geht es allein über den Verstand. Dann nimmt er noch das Wort „evidenzbasiert" in den Mund und verknüpft es mit rationalistisch. Da hat Meister Eckart natürlich recht. Eine evidenzbasierte Medizin ist eine rationalistische Medizin, die nach strengen Maßstäben untersucht, was wirksam ist und was nicht. Und das Ziel solcher Untersuchungen kann man ja nicht infrage stellen. Nun aber sagt gerade der Meister, dass es viel Irrationales, ja sogar Magisches gebe, wenn es um die Themen Gesundheit und Krankheit gehe. Im Klappentext zu „Wunder wirken Wunder" schreibt er ja auch, dass es ihm darum gehe, das Beste aus beiden Welten zu finden und anzuwenden. Und da kommt nun meine Frage: Wenn es diese zwei Welten gibt, gibt es dann nicht auch zwei Ebenen des Reflektierens über die Phänomene, die jede Welt mit sich bringt? Anders gefragt: Kann man das Irrationale nur unter den Bedingungen des Rationalen beurteilen? Haben die Kriterien des Rationalen auch für alle anderen Bereiche alleinige Gültigkeit? Wenn Meister Eckart diese Fragen mit Ja beantwortet, dann kann man die Diskussion über Homöopathie allein nur rational führen. Dann hätte er klar sagen müssen: „Man *muss* diese Diskussion rationalistisch, evidenzbasiert führen" – eben weil dies die einzige Möglichkeit ist.

Vielleicht versucht der Meister ja wirklich, das Irrationale mit den Augen des Rationalen zu verstehen und zu erklären. Im Klappentext des Buches steht auch: „Wenn Sie dieses Buch nicht mit eigenen Augen gelesen haben – mit welchen dann?" Wenn man die Globuli nicht mit den Erkenntnissen der rationalistischen Medizin erklären kann – mit welchen dann? Meister Eckart meint wohl, es gebe nur eine Sicht auf die Welt, so, wie man nur zwei Augen im Kopf hat. Aber: Wie war das mit dem Chamäleon?

Da kam mir ein Brief eines befreundeten Arztes in den Sinn, den er mir für diesen Besuch mitgegeben hatte. Es lagen einige solcher Briefe in meinem Rucksack, Briefe, in denen Therapeuten und Patienten ihre ganz persönliche Sicht auf die Homöopathie niederschrieben und darin auch ihre Fragen an Meister Eckart stellten. Fast hätte ich sie vergessen. Ich griff also nach meinem Rucksack und holte ein Päckchen von Briefen hervor. Ich durchsuchte sie und fand schnell jenen des Arztes. Nachdem ich das Briefpapier aus dem Umschlag gezogen und auseinandergefaltet hatte, begann ich, laut zu lesen:

Sehr geehrter Herr Dr. von Hirschhausen, geschätzter Herr Kollege,

ich bin Allgemeinmediziner, habe vor 35 Jahren mein Medizinstudium abgeschlossen und betreibe seit nunmehr 23 Jahren eine Praxis für homöopathische Medizin. Meine Arbeit ist anstrengend, bereitet mir aber viel Freude und gibt mir Erfüllung. Die schönste Erfüllung für einen Arzt ist es ja, erleben zu dürfen, wie man kranken Menschen helfen und sie manchmal auch grundlegend heilen kann. Hierfür arbeite ich gerne von morgens 7:30 Uhr bis mitunter spät in den Abend hinein. Diese Erfüllung habe ich der Homöopathie zu verdanken.

Nun wird die Homöopathie ja in letzter Zeit sehr scharf angegangen. Es ist von Scharlatanerie, Humbug und Betrug am Kranken die Rede – oder kurz von „Bullshit". Zu diesem Urteil kommt man, weil man meint, dass die Homöopathie nach allen Regeln der Naturwissenschaft nicht funktionieren könne und dass Studien die Wirkungslosigkeit von Globuli belegten. Zu den Kritikern, die diese Auffassung vertreten, gehören auch Sie, weshalb ich mir erlaube, einige Zeilen an Sie zu richten, um meine Position in diesem Streit darzustellen.

Um es vorweg klarzustellen: An der Homöopathie lässt sich einiges kritisieren, und es gibt so manche Widersprüche in diesem System. Darüber muss man sich Gedanken machen und eine offene Diskussion führen. Zu bedenken geben möchte ich aber, dass es auch in der Homöopathiekritik ein gehöriges Maß an Ungereimtheiten gibt. Die Kritiker verkünden mit geschwellter Brust, es sei nun zweifelsfrei erwiesen, dass die Wirkung von homöopathischen Mitteln nicht über die von Placebos hinausreicht. Alle relevanten Studien hätten dies belegt. Dies, werter Kollege, ist einfach nicht richtig.

Sie wissen vielleicht, dass es durchaus viele Studien gibt, die eine spezifische Wirkung belegen. Man muss zugeben, dass nicht alle davon qualitativ hochwertig sind. Sie dadurch aber konsequent auszusortieren und als nicht existent zu betrachten, halte ich für fahrlässig. Wenn man so an alle medizinischen Verfahren heranginge, die an Studien getestet wurden, dann müsste man vieles, was heute tagtäglich in den Praxen und Kliniken angewendet wird, aus der Medizin eliminieren.

Hochwertige Studien sind sehr wichtig, keine Frage. Wenn sich die Beurteilung einer medizinischen Leistung aber nur noch und ausschließlich auf randomisierte, doppelblinde, Placebo-kontrollierte, multizentrische klinische Studien beschränkt, dann läuft da etwas falsch. In diese Richtung geht es momentan in der evidenzbasierten Medizin. Es gelten nur noch Zahlen und Statistiken, die unter völlig praxisfernen Laborbedingungen gewonnen wurden. Dabei kennt die EBM durchaus auch andere Kriterien. Wieso darf man diese nicht auch zur Beurteilung der Homöopathie heranziehen? Und vor allem: Warum zählt die Erfahrung in der alltäglichen ärztlichen Praxis nichts? Sind wir Homöopathen alle faktenresistente Wirrköpfe, die sich einem Voodoo verschrieben haben und nicht mehr erkennen können, ob sich unsere Patienten nur besser fühlen oder wirklich geheilt sind? Oder lügen wir schlicht alle, so wie es Professor Edzard Ernst vom INH immer gerne hämisch behauptet?

Verzeihen Sie, wenn meine Formulierungen nun etwas schärfer geworden sind. Aber es ärgert mich und meine Kolleginnen und Kollegen, wie wir Homöopathen in letzter Zeit immer mehr lächerlich gemacht werden. Sie, Herr Dr. von Hirschhausen, mögen einwenden, Ihre Kritik richte sich nur gegen die Methode, nicht gegen die Anwender. Tut mir leid, aber so funktioniert Kabarett nun wirklich nicht. Es klappt einfach nicht, nur eine Idee oder Methode durch den Kakao ziehen zu wollen. Für Lacher braucht es die Verbindung zum Alltag, zum konkreten Menschen und zum Handeln konkreter Menschen. Darum sind ja auch Bilder wie jenes der Mutter, die ihren Kleinen Arnica D30 unter die Zunge schiebt, die dankbarsten Inputs, um auf der Bühne Lacher zu erzeugen.

Nein, lieber Herr Dr. von Hirschhausen, das Leben ist kein Ponyhof, und die ärztliche Praxis ist keine Fernsehshow. Ich weiß nicht, ob Sie je eine Praxis geführt haben, und, wenn ja, weshalb Sie sie dann aufgegeben haben. Jedenfalls bietet eben diese Praxis, die von Montag bis Freitag, von morgens bis abends mit kranken Menschen und Globuli arbeitet, viele Einblicke in das Wesen von Kranksein und Gesundwerden, die im gleißenden Licht der

Scheinwerfer kaum je zu finden sein
werden.

Ich darf mich für die geschätzte Auf-
merksamkeit bedanken und verbleibe

mit freundlichem Gruß

Dr. med. A. B.

Nachdem ich den Brief gelesen hatte, legte ich ihn neben das Buch auf den Tisch. Ja, nicht nur ich hatte Zweifel, ob die Einschätzung von Meister Eckart hinsichtlich der Homöopathie so uneinge-schränkt richtig war. Ich bin durchaus nicht der Meinung, man müsse sie gegen jegliche Kritik in Schutz nehmen. Die Homöopathie sollte sich im Gegenteil der Kritik stellen, über offensichtliche Widersprüche nachdenken und möglicherweise auch Konsequenzen ziehen. Aber ist alles, was die Kritiker vorbringen, tatsächlich so stichhaltig und zweifelsfrei erwiesen, wie sie es immer darstellen? Darüber hatte ich einiges recherchiert, was meine Zweifel nur noch verstärkte.

6

Die im Internet gefundenen Ergebnisse hatte ich mir auf ein paar Zettel notiert, die ich auch mitge-nommen hatte. So griff ich wieder in meinen

Rucksack und holte die Notizen heraus. Ich zog sie aus dem großen Umschlag, in den ich sie sorgsam einpackt hatte, und sortierte sie vor mir auf dem Tisch. Als Erstes griff ich nach jenem Zettel, der die Überschrift „Forschung" trug. Kritiker meinen, man brauche keine Forschung in der Homöopathie. Diese könne sowieso keine Ergebnisse erbringen, da schon aus Verstandesgründen heraus eine Wirkung hochverdünnter Substanzen den Naturgesetzen widerspreche. Homöopathische Wirkungen seien somit grundsätzlich unmöglich, so die Kritiker unisono. Sie formulieren das meist kurz und knapp mit dem Satz: „Wo nichts ist, da kann nichts wirken."

Dass Organismen auf viel höhere Verdünnungen reagieren können, als man früher dachte, hatte ich ja schon angesprochen. Aber diese Kritik bezieht sich nun auf die hohen Verdünnungen, die rein rechnerisch gar kein Molekül des Ausgangsstoffes mehr enthalten können. Wie ist da eine Wirkung möglich? Das weiß heute niemand. Es gibt einige Versuche, eine Wirksamkeit zu erklären, doch bleiben alle Erklärungsmodelle vorerst rein spekulativ. Diese reichen von einem möglichen „Gedächtnis des Wassers" (was es tatsächlich gibt, aber nur für Bruchteile von Sekunden – nach heutigem Wissenstand) über Nanopartikel, die beim Verreiben entstehen und auch in sehr hohen Verdünnungen gefunden wurden, die eigentlich keine Substanz mehr enthalten dürften, bis hin zu Biophotonen und Modellen aus der

Quantenphysik. Einige Forschungen zeigen, dass sehr hoch verdünnte Mittel tatsächlich eine Wirkung auf Zellen und Gewebe ausüben können, doch es lässt sich bis heute nicht exakt nachweisen, ob diese tatsächlich von den homöopathisch potenzierten Substanzen ausgeht.

Es wird also durchaus geforscht in der Homöopathie, nur: Forschung kostet Geld. Das weiß man in der Pharmazie nur zu gut – und ist dankbar, dass es genügend potente Geldgeber aus der Industrie gibt. Im Gegensatz dazu ist die Homöopathieforschung ziemlich ärmlich ausgestattet. Ohne regelmäßige und ausreichende Forschungsgelder wird man dort über absehbare Zeit nicht viel weiterkommen. Manchen ist das mehr als recht. Im Informationsnetzwerk Homöopathie gibt es Stimmen, die noch weiter gehen wollen und sogar ein Forschungsverbot für die Homöopathie fordern. Ein Verbot für Forschung, das wäre ein Novum in der Wissenschaftsgeschichte. Aber Homöopathiekritiker schrecken auch davor nicht zurück. Was mag wohl der tiefere Grund dafür sein?

Als Nächstes wandte ich mich dem Blatt zu, auf dem „Studien" stand. Das nun ist ein Gebiet, das heftig diskutiert und wo viel gestritten wird. Im Vergleich zu Methoden der Schulmedizin ist die Anzahl der Studien hier vergleichsweise gering. Trotzdem leiten sowohl Homöopathen wie auch ihre Gegner grundlegende Rückschlüsse aus ihnen ab: Die einen pro Homöopathie, die anderen kontra. Das ist möglich, weil man je nach Interpretation der Daten zum einen oder zum anderen Ergebnis kommen kann.

Es ist verständlich, dass die Homöopathiekritiker nur ihre Interpretation für wissenschaftlich fundiert ansehen. So kommen sie dann auch zu dem Schluss, dass durch die Studienlage zweifelsfrei belegt sei, dass all die Globuli und homöopathischen Mittelchen keine spezifische Wirkung haben und sie in den Studien letztlich nicht besser abschneiden als Placebos. Studien, die das Gegenteil besagen, werden mit dem Hinweis ignoriert, sie würden wissenschaftlichen Standards nicht genügen.

Auch Meister Eckart hat dieses Argument aufgegriffen. Auf dem Video hört man ihn ja sagen: „Wenn man sie gegen Placebo testet, ist da nichts dran. Da gibt's tausend Studien. Wir müssen das nicht weiter untersuchen, das ist längst klar." Wirklich? Gibt es da tausend Studien, die genau das besagen? Wenn ich die Informationen so überschaue, die ich gefunden habe, dann kommt mir wieder der Verdacht, der Meister jongliere hier mit Halbwahrheiten. Die Schlussfolgerung, dass *alle* Studien ergeben hätten, dass „da nichts dran" ist, ist nämlich lediglich eine Interpretation von Homöopathiegegnern. Bei der Recherche hatte ich interessante Fakten gefunden, die etwas anderes aussagen. Ich hatte mir ein paar Beispiele notiert:

- Zurzeit gibt es fünf große Übersichtsarbeiten (Metaanalysen) von placebokontrollierten Homöopathiestudien mit statistischer Berechnung aus dem Zeitraum zwischen 1991 und 2014. Vier dieser Studien besagen, dass die Wirkungen homöopathischer Arzneimittel nicht allein durch Placeboeffekte zu erklären sind. Nur eine besagt das Gegenteil. Bei genau dieser aber wurden nur acht von insgesamt 110 Studien ausgewertet, mit der Begründung, nur diese seien qualitativ hochwertig.

- 2015 wurde in Australien eine Übersichtsarbeit veröffentlicht, die zu dem Schluss kam, die homöopathischen Mittel seien nicht besser als Placebos. Homöopathen bemängeln, hier wären nur wenige der Studien ausgewertet worden, nämlich nur 5; die restlichen 171 hätte man mit der Begründung aussortiert, es seien zu wenige Studienteilnehmer gewesen. Man hatte nämlich festgelegt, dass bei einer Studie mindestens 150 Teilnehmer dabei sein mussten, damit diese in die Analyse aufgenommen werden könne. Genau das wird seit der Veröffentlichung der Arbeit beanstandet. Diese Teilnehmerzahl, so die Kritiker, sei beliebig festgesetzt, und das sei schlicht unseriös. Noch dazu soll diese Übersichtsarbeit zunächst in einer Fassung vorgelegen haben, die für die Homöopathie zu einem positiven Ergebnis kam. Dagegen wehren sich wiederum die Homöopathiekritiker und behaupten, besagte kleinere Studien seien gar nicht ausgeschlossen worden, sondern hätten „nur" einen Punkteabzug bekommen.

- Das Vorgehen, für die Bewertung von Homöopathiestudien bestimmte Ein- bzw. Ausschlusskriterien zu bestimmen, wird häufig kritisiert. Eine Untersuchung aus dem Jahre 2013 kam zu dem Schluss, dass nicht ausgeschlossen werden kann, dass diese erst nach der Auswertung festgelegt wurden. Das wäre dann schlicht „Trickserei".

Ich legte den Zettel mit diesen Angaben wieder zurück zu den anderen und griff erneut nach dem Buch von Meister Eckart. Er ist der Meister, dachte ich, er ist weise und über jeden Zweifel erhaben. Kannte er diese Einwände nicht, oder war er wie die Skeptiker davon überzeugt, dass die ganze Studienkritik einfach nur falsch ist? Stimmen all diese Bedenken überhaupt nicht? Gibt es irgendeine neutrale Einschätzung der Studienlage, oder muss man immer nur auf die Interpretationen von Gegnern und Befürwortern vertrauen? Haben Studien, die kontrovers diskutiert werden, überhaupt wissenschaftlichen Beweischarakter? Nehmen die Medien das, was die Kritiker sagen ungeprüft als bare Münze? Ich dachte lange nach. Wie würde ich meine Zweifel formulieren? Zaghaft begann ich, meine Fragen zu ordnen.

Meister! Ich weiß, dass Ihr es für extrem fruchtlos und frustrierend haltet, sich ewig mit dem Thema Homöopathiestudien zu beschäftigen. So kann man das in Eurem Buch lesen. Das verstehe ich gut. Probleme habe ich jedoch, wenn Ihr sagt: „Wenn man wissenschaftlich korrekt vorgeht, beruht die Wirkung der Homöopathie nicht auf spezifischen Eigenschaften der Globuli, sondern auf dem Drumherum." Mit Verlaub, ich frage mich: Wie wissenschaftlich korrekt sind all diese Studien bewertet worden? Ich habe da einige deutliche Einwände gefunden, auch von wissenschaftlicher Seite. Sind diese alle belanglos? Sind diese alle falsch, unberechtigt und zweifelsfrei widerlegt?

Im Interview höre ich euch sagen: „Da gibt's tausend Studien. Wir müssen das nicht weiter untersuchen, das ist längst klar." Das würde ich Euch gewiss gerne glauben. Und vielleicht habt Ihr ja auch recht und könnt den Beweis vorlegen, dass mit den Analysen alles korrekt gemacht wurde, dass die Wissenschaft objektiv keinerlei Zweifel an deren Richtigkeit hat und die Einwände einwandfrei entkräftet wurden. Ich habe nach solch einem stichhaltigen Beweis gesucht. Vielleicht hättet Ihr ihn mir gezeigt, wenn Ihr heute dagewesen wärt. Aber selbst dann: Die Entwicklung geht weiter. Nur un-

ser kleines Ego meint, wir könnten das Bild der Welt wie ein Gemälde an die Wand unseres eigenen Geistes festnageln. Auch Wissen und Erkenntnis sind ja im ständigen Fluss. Wissen wir, wie die Studienlage zur Homöopathie in 20, 30 oder 50 Jahren aussehen wird? Können wir heute definitiv behaupten, die Forschung würde niemals einen möglichen Wirkmechanismus für hochverdünnte Substanzen entdecken? Panta rhei, wem sage ich das, Meister.

Vor Gegnern der Homöopathie sagtet Ihr einmal, dass es keinen Spaß mache, mit überzeugten Homöopathen zu diskutieren, und dass das auch niemandem wirklich etwas bringe. Ich denke, eine Diskussion sollte nicht in erster Linie Spaß machen, sondern das Denken und Urteilen der Diskutierenden schulen. Eine Diskussion sollte die Fähigkeit trainieren, sich der Sichtweise und den Überzeugungen des Gegenübers zu öffnen. Wer von vornherein ausschließt, von seiner Meinung abzuweichen, sollte in keine Diskussion gehen. Und das gilt für alle Beteiligten. Ich bin sicher, das seht Ihr auch so. Dass es Homöopathen gibt, die es einem sehr schwer machen, eine Diskussion in diesem Sinne zu führen, steht außer Zweifel. Kann das aber Grund dafür sein, dass man Diskussionen um die Globuli erst gar nicht mehr führen sollte?

7

Es wäre wirklich schön gewesen, wenn Meister Eckart dagewesen wäre. Ich bin sicher, er hätte sich einer Diskussion nicht verweigert. Weise Menschen verweigern niemals ein Gespräch. Da ich nun aber alleine mit meinen Überlegungen war, griff ich nochmals zum Buch. Das Lesebändchen hatte ich schon beim Kapitel über die Homöopathie eingeschlagen. Meine Augen überflogen nochmals die Seiten und blieben bei einem Namen hängen, dem Namen von Frau Natalie Grams. Inzwischen ist Frau Grams (eigentlich gar keine Expertin für Homöopathie, sondern eine für traditionelle chinesische Medizin) zum Aushängeschild der Homöopathiekritik geworden und ist in den deutschsprachigen Ländern in allen Medien präsent. Das liegt daran, dass Frau Grams ein kritisches Buch zur Homöopathie geschrieben hat. Mehr noch liegt es aber daran, dass Frau Grams zuvor lange Jahre als Homöopathin tätig war, den Globuli jedoch abschwor und heute zu den vehementesten Kritikern der Homöopathie gehört. Dafür bekommt sie von Meister Eckart ausdrücklich ein großes Lob. Für ihn ist Frau Grams eine der glaubwürdigsten Menschen, wenn es um die Beurteilung der Globulimedizin geht, „weil sie selbst erlebt hat, wie sie eine positive Wirkung auf die Globuli schob, aber eigentlich etwas ganz anderes wirkte: ihr Zuhören, ihre Zuwendung und die Zeit für die Selbstheilung."

Nun frage ich noch immer, welche Beweise man hat, dass man sagen kann: Die Wirkung der Globuli ist wissenschaftlich unanfechtbar und zweifelsfrei *ausschließlich* und *in jedem Fall* auf Zuhören und Zuwendung zurückzuführen oder auf die zufällig gleichzeitig zur Globuligabe ablaufende Selbstheilung des Patienten. Wenn dem so ist, dann braucht man wirklich keine Diskussion mehr zu führen, dann ist die Sache definitiv und für immer entschieden. Frau Grams gehört zu den eifrigsten Verfechtern dieser These. Für sie gibt es daran nicht den geringsten Zweifel. Das Urteil ist sozusagen gesprochen, und in Revision zu gehen, ist aussichtslos. Für Frau Grams geht es nur noch darum, die Bevölkerung über diese Tatsache zu informieren und entsprechend auf die Politik einzuwirken. Dazu bieten ihr die Medien dankbar eine Bühne.

Dass Frau Grams ein Aushängeschild ist, verwundert nicht. Wer abschwört und ins andere Lager überwechselt, hat Zivilcourage, gerade dann, wenn das mit mancherlei persönlichen Nachteilen verbunden ist. So etwas gilt zu Recht als glaubwürdig. Gibt es aber nicht auch viele, die in die andere Richtung gewechselt, die von der naturwissenschaftlichen Seite zur Homöopathie gekommen sind? Diese gibt es durchaus. Man muss nur einmal die Therapeutenlisten der Homöopathieverbände durchgehen; da stößt man nicht selten auf studierte Chemiker, Physiker oder Biologen. Wie glaubwürdig sind *diese* Leute einzuschätzen? Gilt Glaubwürdigkeit nur, wenn die Seiten bloß in eine Richtung gewechselt wurden?

Wie würde Meister Eckart Frau D. einschätzen, die Biologin und gleichzeitig Homöopathin ist? Sie hatte mir auch einen Brief an den Meister mitgegeben. Zu diesem griff ich nun. Dann stellte ich mir vor, Meister Eckart sitze vor mir, und so begann ich vorzulesen:

Lieber Eckart von Hirschhausen!

Darf ich mich kurz vorstellen: Ich heiße C. D. und bin Homöopathin. Mittlerweile mache ich das schon fast 20 Jahre – wie doch die Zeit vergeht … Ich kann sagen: Mit der Homöopathie habe ich meine Lebensaufgabe gefunden. Es ist so erfüllend und beglückend. Und das, obwohl ich doch auch immer wieder nicht weiterkomme, an der Wand stehe, nicht helfen kann. Ja, das gehört zu jedem Heilberuf mit dazu. Und trotzdem: Ich möchte die Homöopathie nicht mehr missen. Sie hat eine ganz eigene Faszination an sich. Aber davon kann man schlecht erzählen, das muss man selber erfahren haben, Tag für Tag im Austausch mit kranken Menschen.

Dabei hatte ich es nicht leicht, als ich mich für die Arbeit als Homöopathin entschied. Viele meiner Freunde und Bekannten konnten das nicht verstehen, war mein Umfeld doch ziemlich rational eingestellt. So etwas wie Homöopathie galt als Hokuspokus. Eine Freundin schrieb mir entsetzt: „Ja willst du jetzt auch zur Scharlatanin werden?" Es war nicht leicht. Schließlich war ich studierte Biologin und hatte meinen Dr. rer. nat. gemacht, war also Doktor der Naturwissenschaften. Für viele vertrug sich das mit der Homöopathie ganz und gar nicht. Leider war das auch Anlass dafür, dass sich manche von mir verabschiedeten und den Kontakt einstellten. Das tat weh (ja natürlich), aber dafür gab es viele neue und bereichernde Begegnungen, ja auch Freundschaften.

Wie kommt man zur Homöopathie? Nicht durch rationales Nachdenken. Alle Kolleginnen und Kollegen, die ich kenne, hatten entsprechende Erlebnisse. Das waren entweder Heilerfolge bei eigenen Krankheiten oder solche im nahen Umfeld. Bei mir war es eine nicht heilen wollende Narbe nach einer Unterleibs-OP. Diese war lange Zeit entzündet, schmerzte sehr und wollte einfach nicht zugehen. Alle ärztlichen Maßnahmen blieben erfolglos, und das zog sich über Wochen hin. Da las ich beim Zahnarzt in einer Frauenzeitschrift (nun, in Sprechzimmern liegen halt so Sachen rum) einen Bericht über Homöopathie. Und da wurde ein Mittel genannt, das gerade bei Problemen nach Bauchoperationen hilfreich sei, wenn die Wunde nicht heilen wolle. Homöopathie war damals für mich wirklich nichts weiter als ein Zauberglaube, denn in den Kügelchen ist ja kein Wirkstoff drin, so viel wusste ich über diese abstruse Methode schon. Nun, dachte ich, probieren kann man es ja mal, denn schaden kann's eh nicht (der übliche Spruch, Sie kennen den ja sicher …). Also besorgte ich mir das Mittel in der nächsten Apotheke, dreimal am Tag 5 Kügelchen. Was soll ich sagen? Nach zwei Tagen ging die Entzündung zurück, nach 10 Tagen heilte die Wunde schließlich ganz zu. Ja, so war das. Das überzeugte mich. Gut, mittlerweile weiß ich, dass mich das als Naturwissenschaftlerin nicht hätte überzeugen dürfen. Inzwischen weiß ich nämlich viel über die möglichen Ursachen, die für den Heilerfolg verantwortlich sein können, die gar nichts mit den Globuli zu tun haben.

Zu verdanken habe ich das den Homöopathiekritikern um Natalie Grams. Die haben als Erste einmal systematisch alle möglichen Ursachen zusammengetragen, die für therapeutische Interventionen (gleich welcher Art, also auch solche schulmedizinischer Art) infrage kommen können. Der bekannte Placeboeffekt ist da nur eine unter vielen. Manches heilt auch ganz von alleine aus, braucht halt seine Zeit. Wenn etwas besser wird, nur weil das zeitgleich mit einer homöopathischen Therapie passiert, heißt das noch lange nicht, dass das mit den Globuli zusammenhängen muss. Vielleicht hat meine

OP-Wunde ja zufällig zu dem Zeitpunkt angefangen zu heilen, als ich begann, die Globuli zu nehmen. Ich glaubte zwar nicht daran, dass die wirken konnten, aber der Placeboeffekt kann auch ablaufen, wenn man nicht daran glaubt. Auch das weiß man heute. Ich kann mir also nicht sicher sein, dass mich die Kügelchen heilten. Niemals kann man sicher sein, dass eine Krankheit dank Homöopathie verschwunden ist. Das ist nun mal so.

Heute bin ich mir sicher, dass längst nicht alle Erfolge, die ich mit Homöopathie erlebe, auf die Globuli zurückzuführen sind. Ein eindeutig homöopathischer Heilerfolg kommt wohl viel seltener vor, als wir Homöopathen es vermuten oder gerne hätten. Trifft das aber nicht für alle Therapieverfahren zu? Wie sicher können wir sein, dass das verordnete chemische Medikament, die verabreichten Massagen, die durchgeführten operativen Eingriffe ursächlich für die Heilerfolge verantwortlich sind? Wird dieses Argument nicht nur deshalb speziell gegen die Homöopathie verwendet, weil man ihr jegliche spezifische Wirkung grundsätzlich abspricht? Für die Kritiker ist es ein unumstößlicher Fakt, dass Globuli an sich unwirksam sind, ja sein müssen, weil ja nichts drin ist, was irgendwie wirken könnte. Deshalb müssen sie stets die alternativen möglichen Ursachen anführen. D. h., wenn Homöopathie wirkt (was auch kein Kritiker bestrei-

tet), dann immer und in jedem Fall
über Placebo & Co. Eine andere Möglichkeit ist grundsätzlich ausgeschlossen. Sehen Sie, lieber Herr von
Hirschhausen, und gerade da muss ich
nun doch schmunzeln.

Wie verbissen versuchen die Globuli-
gegner doch meist, alles, was bei der
Homöopathie mit Wirkung zu tun hat,
auf irgendeine rational erklärbare
Weise zu begründen. Manchmal sträuben
sich mir fast die Haare, wenn ich das
lese oder höre. Man geht soweit, alles
Erdenkliche als Erklärung heranzuzie-
hen, nur um es nicht den Globuli zuzu-
schreiben. Dabei wird oft das Nahelie-
gendste ignoriert, da nicht sein kann,
was nicht sein darf. Ich denke manchmal, einige der Kritiker sind in ihrem
Denken so gefangen, dass sie überhaupt
nicht in der Lage sind (und auch nicht
willens), ihre eigenen Überzeugungen
kritisch zu hinterfragen. Da schenken
sich „Hardcorehomöopathen" und „Be-
tonskeptiker" nichts. Für beide Lager
sind alle Fragen schon geklärt. Die
Antworten, die zur jeweiligen Überzeugung passen, sind in Stein gemeißelt.
Ich halte es da lieber mit dem Schweizer Lyriker und Theologen Kurt Marti,
der einmal sagte: „Fragen bleiben
jung. Antworten altern rasch."

Nein, ich habe das rationale Denken
nicht entsorgt, als ich mich der Homöopathie zuwandte. Rationales Denken
aber als einzig zulässige Art der in-

tellektuellen Auseinandersetzung mit den Dingen des Lebens anzusehen, ist an sich wieder irrational. So übernimmt die Ratio die Aufgabe von Scheuklappen, die eine Weite im Denken verhindern. Homöopathiekritiker nehme ich zunehmend als eingeengt im Denken wahr. Je mehr sie gegen die Homöopathie ins Feld führen, desto mehr wirkt ihr Blickwinkel nur noch auf das Reduktionistische fokussiert. Wird die Erkenntnis der Wirklichkeit aber größer, wenn man den Blickwinkel der eigenen Scheuklappen enger stellt?

Ganz rational betrachtet gehen die Kritiker von der zentralen Annahme aus, dass die Medizin ein Teil der Naturwissenschaften ist. Letztere geben die Bedingungen vor, unter denen in Ersterer gedacht, geforscht und gehandelt wird. So dachte man in der letzten Hälfte des 19. Jahrhunderts. Aber diese Ansicht ist doch inzwischen längst passé. Nun will man der Homöopathie allen Ernstes den Garaus machen, indem man auf ein längst überholtes medizintheoretisches Modell aus dem vorletzten Jahrhundert zurückgreift? Ich bitte Sie, Herr von Hirschhausen, wie sinnvoll kann das denn sein? Ja, Naturwissenschaften sind sehr wichtig für die Medizin, aber nein, Medizin *ist* keine Naturwissenschaft.

Wissen Sie, was ich in Bezug auf die Debatte um die Homöopathie denke?

Wieso dieser ganze aggressive Kampf gegen die Globuli? Wie gefährlich sind sie denn wirklich für die Medizin und die Patienten? Die Gesellschaft braucht Querdenker, um nicht im Alten steckenzubleiben. Vielleicht braucht die Medizin auch „Querheiler" wie uns Homöopathen und andere „Alternative", die nicht in den heiligen Hallen der naturwissenschaftlich anerkannten Medizin zu Hause sind. Solche gab es schon immer. Manchmal wurden sie geduldet, manchmal verfolgt. Wenn sie ihren Dienst zum Wohle der Patienten ausüben, kann das für die Medizin und ihren Auftrag, „kranke Menschen gesund zu machen, was man heilen nennt" (Samuel Hahnemann) doch so schlecht nicht sein, oder?

Liebe Grüße von

C.D. (Biologin und Homöopathin)

PS: Fast hätte ich es vergessen: Was mich ganz gewaltig an Ihrer Homepage stört, ist ein Link. Unter „Engagement – Gute Fragen/Gute Behandlung" verweisen Sie für Beratungen über alternative Medizin auf den Verein „Sekten-Info NRW". Wie meinen Sie das, Herr Dr. von Hirschhausen? Wer sich z. B. über Homöopathie informieren will, solle zur Sektenberatung gehen? Alles, was recht ist, hier hört für mich die Seriosität auf – und der Spaß allemal. Rote Nase hin, rote Nase her!

Als ich den Brief gelesen hatte, kam mir der Gedanke in den Sinn: Diese Frau nimmt es irgendwie mit Humor und ist dabei doch sehr ernst bei der Sache. Und sie hakt da ein, wo auch ich ein Problem habe, die Homöopathiekritik zu verstehen: Was rechtfertigt die mitunter doch recht aggressive Art, gegen diese Heilmethode Stellung zu beziehen und nur Fakten anzuerkennen, die die eigene Meinung stützen? Welche stichhalten Gründe gibt es, sie aus der Medizin zu entfernen, was nicht wenige der Kritiker anstreben und wofür sie auch politisch kämpfen? Gibt es im Bereich der Medizin wirklich nicht größere Probleme, für die man sich einen solch entschlossenen Einsatz wünschen würde, wie ihn die Homöopathiegegner im Kampf gegen die Globuli aufbringen?

Der Meister ist immer noch nicht da. Auch die Antworten auf diese Fragen hätten mich sehr interessiert. Ich glaube, er wird heute wohl nicht mehr kommen.

8

In dem Brief von Frau D. wurde etwas angesprochen, was mich ebenfalls irritierte: die Ideologisierung der Debatte. Sie wird als „Glaubenskrieg" bezeichnet. Auf der einen Seite stehen die, deren Grundlage ein „Glaube" ist (der an die Globuli), auf der anderen jene, die die Sache rein rational und wissenschaftlich angehen. Wenn heute eine Auseinandersetzung zwischen einer Glaubenssache und der Wissenschaft ausgetragen wird, dann steht das Urteil meist fest: Die Wissenschaft bringt die Fakten. Wenn die Glaubenssache mit diesen nicht kompatibel ist, ist sie widerlegt. Das Problem sehe ich aber darin, dass die Wissenschaft ja kein Monolith ist, an dem man sich ohne jeden Zweifel für immer und ewig orientieren kann. Was kann schon als „wissenschaftlich gesichert" angesehen werden? Die Halbwertszeit wissenschaftlicher Erkenntnisse ist doch zuweilen recht gering. Wenn die Wissenschaft jedoch darauf besteht, nicht zu hinterfragende Tatsachen aufzustellen, dann wird sie selbst zum Glaubenssystem. Dann glaubt sie an die Wahrheit von bestimmten Erkenntnissen wie die Religion an die Göttlichkeit heiliger Schriften. Was nun nicht heißt, Naturgesetze relativieren zu wollen, die wissenschaftlich belegt und gültig sind. Es geht um die schlichte Frage, ob nicht durch beharrliches Forschen neue Erkenntnisse gewonnen werden können, die heute Unmögliches doch möglich erscheinen lassen. In Bezug auf Homöopathie sagen die Kritiker klar und deutlich: Nein.

Auch Meister Eckart hat die Tendenz zum Ideologisieren erkannt und klagt über ziemlich viel Feindseligkeit in der Debatte um die Globuli. So ist in seinem Buch zu lesen: „Homöopathie ist Glaubenssache, und deshalb sind die Diskussionen darüber so schnell von einer humorlosen Aggressivität geprägt, als hätte man mit Hahnemann auch den Propheten beleidigt." Da hat er recht. Und wenn er meint, all die Diskussionen in Foren und Chats würden im Grund nichts bringen und es sei besser, da gar nicht erst mitzumachen, stimme ich ihm auch zu. Nun gut, leider beschleicht mich bei diesem Eckart-Zitat schon wieder das mulmige Gefühl, der weise Mann beschreibe nur einen Teil der Realität und blende den anderen aus. Und erneut keimt die ungute Frage in mir auf, wie sich das mit Weisheit vertrage ...

Meister Eckart kann Aggressivität in der Diskussion nur vonseiten der Homöopathen erkennen. Natürlich gibt es jene Globuliverehrer, die jede Kritik an Samuel Hahnemann als blasphemisch ansehen. Wird man diese aber ernst nehmen können? Mit solchen Menschen ist eine sachliche Diskussion nicht möglich. Ist eine solche aber möglich mit Homöopathiegegnern, die mit nicht weniger aggressiver Rhetorik arbeiten? Der Meister spricht nicht von ihnen. Gibt es sie also gar nicht? Ich habe mich mal umgesehen, wie in der Homöopathiekritik bisweilen argumentiert wird. Das Ergebnis ist ernüchternd bis erschreckend. Gerne hätte ich Meister Eckart gefragt, was er davon hält.

Auch zu diesem Thema hatte ich mir Notizen gemacht. Sie lagen in einem gesonderten Kuvert. So holte ich dieses aus dem Rucksack und legte die Zettel vor mich auf den Tisch. Es waren viele. Ich griff einige heraus. Es waren Beispiele, die zeigten, dass Aggressivität und Unsachlichkeit nicht nur aufseiten der Homöopathiebefürworter anzutreffen ist. So scheint selbst Natalie Grams der Meinung zu sein, wenn es um den Kampf gegen Homöopathie und Alternativmedizin gehe, dürfe es durchaus einmal eine deutliche Prise Unsachlichkeit sein. So schreibt sie z. B. auf Twitter:

„Für jene unter euch, die verstehen, dass ‚alternative Fakten‘ nur eine andere Bezeichnung für Bullshit ist: Vielleicht versteht ihr jetzt, was ‚alternative Medizin‘ ist.“

Ein HNO-Arzt aus dem von Natalie Grams geleiteten Netzwerks INH geht in einem Essay nicht wenig zimperlich mit der Homöopathie und den Homöopathen um. Dort heißt es u. a.:

„Außerdem pfuschen Homöopathen an der Gesundheit ihrer Patienten herum und kassieren auch noch Geld dafür. Die Homöopathie kostet die Gesellschaft schon heute sehr viel Geld, beispielsweise in Form von Kosten für ausufernde Arbeitsunfähigkeitszeiten, weil man sich für die ‚Therapie‘ harmloser Krankheiten Wochen und Monate Zeit nimmt, um eine ‚nachhaltige‘ Heilung zu erreichen ...“

Die Website des Informationsnetzwerks verlinkt auch auf eine anonyme Homepage eines ihrer Mitglieder, wo besonders hässliche und abstoßende Angriffe gegen die Alternativmedizin und ihre Anwender veröffentlich werden:

„Albtraumhaft borniert und von absurder Unlogik ist dieses Irrenhaus Alternativmedizin, dessen Insassen mit der Attitüde der Erleuchtung von intellektueller Trostlosigkeit, moralischer Verkommenheit und einer zutiefst neurotischen Psyche ablenken ... Alternativmedizin ist – in weiten Zügen – nicht mehr als eine antiaufklärerische gesellschaftliche Strömung und unter den ‚Alternativen Heilern‘ sind nicht nur einzelne schwarze Schafe, wie man es der Welt glauben machen will, nicht ein paar bedauerliche Unikate in einer ansonsten seriösen Interessengemeinschaft. Es stinkt der ganze Laden."

Ich hatte noch weitere Zettel vor mir liegen, auf denen nicht weniger schmeichelhafte Beschreibungen zu finden waren. Da war von Lügnern und Betrügern die Rede, von Vollidioten und geistig Unzurechnungsfähigen, von Halsabschneidern und „homöopathischen Taliban". Ich hatte keine Lust, mir diese niveaulosen „Ergüsse" weiter anzutun, und legte die Zettel zur Seite. Mein Blick ging wieder zum Bild von Meister Eckart auf dem Buch, und ich fragte mich, nein, ihn, den Meister:

Sind das die Kämpfer für eine neue Medizin? Ihr habt das Informationsnetzwerk Homöopathie am Schluss Eures Buches in den „Club der Visionäre" aufgenommen als Vordenker einer neuen, humanen und zual-

lererst am Patientenwohl orientierten Me-
dizin der Zukunft. Wie aber passt der Hass
zu diesem Ideal, der einem mitunter entge-
genschlägt, wenn man mit Homöopathie
arbeitet oder sich für sie einsetzt? Visionäre
des Menschlichen gibt es sicher auch unter
Kritikern der Homöopathie. Warum aber
sind diese kaum zu hören und die anderen
derart abstoßend laut?

9

Unmerklich hatte sich das Licht in der Hütte ver-
ändert. An der gegenüberliegenden Wand fla-
ckerte ein schon weich gewordenes Sonnenlicht.
Unmerklich war es Abend geworden. Vielleicht
kommt Meister Eckart ja doch noch, jetzt wo der
Tag so langsam zu Ende geht, kam es mir in den
Sinn. Das Singen der Vögel hatte wieder einge-
setzt. Nochmals trat ich nach draußen und schaute mich um. Rotwild war keines zu sehen und
auch nicht zu hören. Es gibt Landwirte, die
schwören auf homöopathische Mittel für ihre
Stalltiere, war ein neuer Gedanke, der mir durch
den Kopf ging. Dass Haustiere auf Placebos an-
sprechen können, weiß man inzwischen, aber
Rinder, Schweine und Hühner? Ist es bei ihnen
auch nur Psychologie? Offene Fragen. Solange es
solche gibt, ist es nicht seriös, zu behaupten, die
Wirkung der Globui sei nicht spezifisch, sondern

zweifelsfrei durch Placebos und Selbstheilungsmechanismen zu erklären. Oder liege ich da falsch?

Ich verstand nicht, weshalb ein so intelligenter und weiser Mann wie Meister Eckart dies anders sieht. Für ihn ist alles Magische letztlich nur Psychologie. Letztlich bleibt an jenem kein Hauch des Geheimen mehr haften, wenn man es nur mit den Mitteln der Naturwissenschaft untersucht. Gab es da nicht eine Stelle in „Wunder wirken Wunder", die die Wirkung der Globuli als „reine Psychologie" beschrieb? Ich ging wieder hinein, setzte mich nochmals an den Tisch und blätterte durch das Buch. Ich fand die Stelle schnell: „Und wirkt Homöopathie bei Kindern? Ja, reine Psychologie. Kinder sind so eng mit ihren Eltern verbunden, dass sich die positive Erwartung einer Mutter überträgt." Und die eines Vaters wohl auch, blitzte es in meinen Gedanken auf, als ich die Zeilen las, und ich musste etwas schmunzeln.

Was der Meister hier sagt, ist ja vollkommen richtig. Wie oft haben Eltern erlebt, wie allein durch Zuwendung und empathische Nähe sich ihre kranken Kinder beruhigten und es ihnen besser ging. Wie oft aber kommt es vor, dass trotz höchstem Maß an Einfühlung und Elternliebe die Schmerzen nicht besser werden, die Beschwerden sich nicht grundlegend ändern und das Weinen nicht nachlässt? Wirkt die „reine Psychologie" wirklich immer? Der mit viel Zuwendung gebrachte Fencheltee? Die Wärmflasche, die die Mutter (ein beruhigendes Kinderlied summend) auf das verkrampfte Bäuchlein legt? Das ist eine Idealvorstellung. In der Realität zeigt sie sich zwar immer wieder, aber bei Weitem nicht immer. Wenn es aber um Globuli geht, dann sollen diese allein und in jedem Fall auf eine solche Weise wirksam sein? Rein psychologisch also?

Hat sich einmal jemand die Mühe gemacht, all die seit 200 Jahren auf der ganzen Welt beobachteten Heilerfolge der Homöopathie daraufhin zu untersuchen, wie plausibel jeweils das „Erklärungsmodell Psychologie" ist? Ich habe keine Ahnung. Homöopathiegegner jedenfalls scheuen die Auseinandersetzung mit Einzelfällen mit der Begründung, das seien „Anekdoten" ohne jeglichen Wert für eine wissenschaftliche Beurteilung der Homöopathie. Jedem ist klar: Einzelfälle können keinen Beweis liefern, manchmal sogar in die Irre führen. Doch es wird wohl nur dann möglich sein, zu untersuchen, ob „Psychologie" immer und in jedem Fall Grund für die Effekte der Globuli sein kann, wenn man jeden Fall genau unter die Lupe nimmt und daraufhin abklopft.

Ich hatte noch den Brief einer Freundin in meinem Rucksack. Sie war Künstlerin und malte Bilder. Von Beruf war sie Krankenschwester, arbeitete aber nur kurze Zeit als solche in einer großen Klinik. Sie empfand den Alltag im Krankenhaus als stereotypisch, die Abläufe wie mechanisch und den einzelnen Menschen als Patienten wenig wertschätzend. So suchte die Frau nach Alternativen und entschied sich dafür, sich zur Heilpraktikerin ausbilden zu lassen. Drei Jahre lang besuchte sie eine Heilpraktikerschule, machte auch den Abschluss – arbeitete aber doch nie in diesem Beruf. Es war ein langer Weg, bis sie dort ankam, wo sie heute ist. Nun hatte ich den Brief der inzwischen fast 60-jährigen Freundin vor mir liegen, strich ihn etwas glatt und schaute nochmals kurz zum Bildnis des Meisters hinüber. Das Schreiben war etwas länger, aber mir kam sein Inhalt wichtig vor, sodass ich ihn noch vorlesen wollte, ehe ich den Heimweg antrat:

Sehr geehrter Herr von Hirschhausen,

mein Name ist E. F. und ich saß vor einiger Zeit in ihrer Liveshow „Wunderheiler". Der Abend ließ mich oft herzhaft auflachen, bereitete mir aber auch Magenschmerzen, psychosomatische versteht sich, denn mein Magen ist gesund und war es auch an diesem Abend. Dass es genügend Dinge gibt, die einem auf den Magen schlagen können, das wissen Sie ja, Herr von Hirschhausen, also: Wem sag' ich das …

Was macht einem Bauchschmerzen – nein, lassen Sie es mich doch ganz persönlich angehen: Was machte und macht *mir* Bauchschmerzen bei Eckart von Hirschhausen? Zunächst, um Ihnen den Blut-

57

druck jetzt nicht psychosomatisch be-
dingt steigen zu lassen: Nicht vieles.
Ich schätze Ihren Humor und vor allem
die hohe Bedeutung, die Sie dem Lachen
für unsere Gesundheit beimessen. Auch
Ihre Kritik an der gegenwärtigen Lage
der Medizin finde ich zutreffend. Dass
Sie dabei weder konventionelle noch
alternative Medizin schonen, ist nicht
nur richtig, sondern auch notwendig.

Wenn man die Homöopathie einer streng
logischen Analyse unterzieht, wird
mancher schnell das Urteil fällen,
dass das alles nur Mumpitz ist. Die
Homöopathiekritiker sind auf diesem
Wege an die Homöopathie rangegangen.
Und das halte ich für verdienstvoll.
Die aufgeworfenen Fragen und Widersprüche lassen aufhorchen. Die Homöopathen sollten nicht immer so tun, als
seien ihre Kritiker nur im Morast des
Rationalismus steckende Materialisten
und zudem von der Pharmaindustrie ge-
steuert. Wenn sie keine besseren Antworten auf die aufgeworfenen Fragen
haben, dann sollten sie lieber still
sein. Jedenfalls wissen wir durch die
Arbeiten der Kritiker jetzt viel besser, wo bei diesem Heilverfahren die
Widersprüche liegen. Nun sind die Homöopathen dran, darauf Antworten finden zu müssen. Dass die meisten Gegner
an solchen Antworten jedoch gar nicht
interessiert sind, sondern mit ihrer
logischen Argumentation lediglich die
Homöopathie aus der Medizin entfernen
wollen, steht auf einem anderen Blatt.

Der Ball liegt nun also im Feld der Homöopathen. Können sie einen solchen Diskurs führen? Sind sie den Gegnern intellektuell überhaupt gewachsen? Solche Fragen kann man sich schon stellen, wenn man sich im Metier etwas auskennt. Und ich kann Ihnen sagen, Herr von Hirschhausen: Homöopathie ist heute ein weites und sehr schillerndes Feld. Es stimmt, dass es darunter so manche Spinner gibt, die sich in ihrem Pseudogurutum von einer großen Schar von Jüngern verehren lassen. Und wenn ich aus solchen Kreisen auf die lautstarke mediale Homöopathiekritik nur die Antwort bekomme: „Einfach ignorieren, die Wahrheit setzt sich letztlich immer durch", dann regt sich bei mir nicht so sehr der Magen, sondern läuft mir eher die Galle über …

Sie haben scheinbar die Erfahrung gemacht, dass man mit Homöopathen nicht diskutieren kann und dass man es daher auch sein lassen soll. Ich gebe Ihnen recht, wenn die Diskussionspartner aus diesen dubiosen Bereichen kommen. Es gibt aber auch andere – und ich denke, diese stellen innerhalb der Homöopathie keine Minderheit dar. Sie wissen um die Unzulänglichkeiten im System der Homöopathie und versuchen, sich an den Kritikpunkten abzuarbeiten. Und sie haben auch etwas zu sagen, seriös und diskussionswürdig. Sie ringen mit ihren eigenen Zweifeln und sehen sich dennoch einem Phänomen gegenüber, das

sie immer wieder im therapeutischen
Alltag erleben können: Heilung, obwohl
diese so gar nicht ablaufen dürfte –
nach gegenwärtigem naturwissenschaft-
lichem Erkenntnisstand.

Jetzt bin ich doch etwas abgeschweift,
zurück also zu meinem Bauchweh. Probleme habe ich nicht damit, dass Sie
sich für ihr persönliches Urteil die
Argumentation der Kritiker zu eigen
machen. Wenn man eine rationale Analyse macht, dann kann man daraus Rückschlüsse ziehen. Die Gegner folgern,
dass an der Homöopathie nichts dran
ist. Sie schließen sich dem an. So
weit, so gut. Kritiker gehen aber noch
weiter, indem sie die Behauptung auf-
stellen, dass die Unwirksamkeit der
Globuli wissenschaftlich bewiesen sei.
Als „Beweise" verweisen sie auf Metaanalysen von Studien. Über deren Qua-
lität wird jedoch noch heftig gestritten. Die große australische Analyse
soll sogar „frisiert" worden sein. Ein
echter Beweis sieht anders aus. Sie
sind nun auf diesen Zug aufgesprungen
und das ist es, was mir, bei aller
Wertschätzung, sehr zu denken gibt.

Ich kann Ihnen gerne sagen, wie ich
persönlich zur Homöopathie stehe. Sagen wir mal so: kritisch-zweifelnd,
mit wohlwollender Tendenz. Ich selbst
habe eine Ausbildung in Homöopathie
gemacht (nachträglich betrachtet eine
recht oberflächliche). Das war an einer Heilpraktikerschule, die ich drei

Jahre lang besuchte. Mein Verhältnis zu den Globuli war auch dort schon ambivalent. Mit Heilkräutern, chinesischer Medizin und anderem konnte ich verstandesmäßig viel mehr anfangen als mit diesen „Nichtsen" in Zuckerform. Aber wie es so oft ist bei der Homöopathie: Es gab da eine Art Schlüsselerlebnis, das mein rationales Urteilen auf eine gewaltige Probe stellte.

Unmerklich hatte die Dämmerung das Innere der Hütte in ein fahles Licht getaucht. Das Lesen machte zunehmend Probleme, sodass ich nach einer Kerze suchte, die mir Licht spenden konnte. Ich fand eine auf dem Nachttisch neben dem Bett des Meisters. Ich nahm sie mit zum Tisch und zündete sie mit den dabeiliegenden Streichhölzern an. So konnte ich den Brief ohne Schwierigkeiten weiterlesen:

Während meiner Ausbildung befielen mich plötzlich heftige Schmerzen im linken Bein, hauptsächlich vom hinteren Oberschenkel bis zum Fuß ziehend. Typisch Ischias, dachte ich, und probierte mal die an der Schule gelehrten Techniken aus, ließ mir Nadeln stechen, „biologische Spritzen" setzen, osteopathische Sitzungen über mich ergehen – leider half nichts. Der Arzt tippte auch auf Ischias und wollte einen Bandscheibenvorfall ausschließen. Ein Röntgenbild erbrachte keinerlei pathologischen Befund. Inzwischen waren drei, vier Wochen vergangen, und

an dem Krankheitsbild änderte sich
nichts. Da dachte ich, es doch mal mit
der Homöopathie zu probieren. So machte ich mich selbst daran, das passende
Mittel zu finden, analysierte mein Be-
schwerdebild und suchte im großen
Kent-Repertorium nach dem „Simile",
dem passenden Homöopathikum. Es standen einige Mittel zur Auswahl, und ich
tat mich schwer, eines auszuwählen. So
besorgte ich mir die vier Mittel, die
im Auswertungsbogen oben standen, und
versuchte eines nach dem anderen. Das
mit den meisten Übereinstimmungen nahm
ich als Erstes ein, in einer vergleichsweise tiefen Verdünnungsstufe,
dreimal täglich. Nichts tat sich. Nach
einer Woche ging ich zum nächsten Mittel über. Die gleiche Prozedur, das
gleiche Ergebnis: keinerlei Effekt.
Inzwischen litt ich seit gut sechs Wochen unter diesen komischen Schmerzen,
und ich erhoffte mir nicht mehr allzu
viel Hilfe. Dann versuchte ich das
dritte der ausgewählten vier Mittel.
Und da geschah etwas Überraschendes:
In dieser Nacht waren die Schmerzen
erstmals zurückgegangen (in den Näch-
ten waren sie sonst besonders
schlimm). Am nächsten Tag kamen sich
nochmals verstärkt, um in der folgen-
den Nacht fast völlig zu verschwinden.
Nach vier Tagen hatten sich die
Schmerzen in Luft aufgelöst – und sie
kamen seither auch nicht mehr wieder.
Das ist jetzt über 30 Jahre her.
Kritiker lächeln bei positiven Erfah-
rungsberichten und werten sie als be-

langlose „Anekdoten", die nichts über
die Wirksamkeit der Homöopathie aussagen würden. Da machen sie es sich meines Erachtens dann doch zu leicht.
Klar, bloße Erfahrungen können nichts
beweisen. Aber solche Fälle wie diesen
gibt es in der Homöopathie viele. Und
man muss an die Logik schon mit einer
ziemlichen Brechstange herangehen, um
bei diesem Verlauf den Globuli keinerlei Wirkeffekt zugestehen zu wollen.

Dieses Erlebnis hat mich persönlich
jedenfalls davon überzeugt, dass es
bei homöopathischen Mitteln doch einen
spezifischen Wirkeffekt geben muss.
Keiner kennt diesen heute, alle aufge-
stellten Hypothesen sind reine Speku-
lation, und sie werden es vielleicht
auch noch lange Zeit bleiben. Und ich
denke, lieber Herr von Hirschhausen,
das, was wir heute über die Homöopathie wissen, reicht nicht aus, um ab-
solut sicher zu sein, dass das alles
nur „reine Psychologie" ist. Wie sagte
schon der Physiker und Nobelpreisträ-
ger Max Born: „Ich glaube, dass Ideen
wie absolute Richtigkeit, absolute Ge-
nauigkeit, endgültige Wahrheit usw.
Hirngespinste sind, die in keiner Wissenschaft zugelassen werden sollten."

Übrigens: Ich bin dann doch keine
Heilpraktikerin geworden, auch keine
Homöopathin. Obwohl die Ausbildung
fundiert war, blieb in mir der Zweifel, ob ich mit all meinem Wissen ei-
genverantwortlich kranke Menschen be-

handeln können würde. Die homöopathische Arbeitsweise blieb mir auch nach
diesem schönen Heilerfolg verschlos-
sen. Mein Verstand konnte die Widersprüche nicht einordnen. Die Zweifel
blieben, so ließ ich die Finger davon
– lasse mich heute aber gerne homöopathisch behandeln von Fachleuten, die
einen inneren Bezug zur Methode fan-
den. Es gibt andere, die zunächst jah-
relang homöopathisch praktizieren,
dann erst die Widersprüche erkennen
und schließlich ihr „Aussteigen" medi-
enwirksam vermarkten. Ich hatte mich
schon früh intensiv mit der Homöopathie befasst. Meines sind die Globuli
nicht, aber ich weiß um ihre Wirksamkeit.

So, lieber Herr von Hirschhausen, das
ist jetzt ein etwas längerer Brief geworden. Verzeihen Sie, wenn ich damit
Ihre kostbare Zeit in Anspruch genommen habe. Ich wünsche Ihnen weiterhin
viel Erfolg mit Ihrer wichtigen Arbeit, viel Umsicht in der Beurteilung
des „Magischen" in der Medizin und die
Fähigkeit, alle die Tellerränder zu
erkennen, die uns vom Blick in die
Weite der Wirklichkeit abhalten.

Freundliche Grüße

E.F.

10

Inzwischen war es spät geworden, und die Dämmerung wich langsam der Nacht. Nur noch das flackernde Kerzenlicht erhellte die Klause. Ich ging zum Fenster und schaute hinaus. Der Mond hatte sich über den Horizont geschoben und erhellte einzelne zerrissene Wolkenfetzen, die silbrig-grau an ihm vorüberzogen. Der Meister wird nicht mehr kommen, war ich mir sicher. Vermutlich steht er irgendwo auf einer Bühne oder in einem Studio und wird von seinem Publikum beklatscht. Dann wird er in einem fremden Hotel übernachten. Ja, so wird es sein, so meine Gedanken beim Blick in die aufkommende Nacht. Wann er wohl in seine Klause zurückkehren würde? Wer weiß das schon. Für mich jedenfalls wurde es Zeit.

Nochmals blickte ich auf das Konterfei des Weisen, das sein dickes Buch zierte, verneigte mich kurz und ging dann zur Tür. Die Fragen und Briefe meiner Freundinnen und Bekannten hatte ich neben das Buch gelegt – nicht nur die, die ich vorlas, auch die anderen, bei denen mir heute die Zeit fehlte, mich ihnen zu widmen. Vielleicht liest er sie, wenn er eines Tages wieder in die Beschaulichkeit seiner Hütte heimkehrt.

Draußen war es angenehm lau. Wohltuend nach einem so heißen Sommertag. Das Zirpen der Grillen schwoll rhythmisch durch die Nacht und durchzog die würzige Waldesluft. Die Hirsche aber schliefen sicher schon. Auch nach Anbruch der Nacht war nichts von ihnen zu hören. Ich bog auf den Weg ein, der zurück zum Dorf führte. Vor mir, wie ein Wegweiser, der Halbmond. Mir kam das Abendlied von Matthias Claudius in den Sinn: „Der Mond ist aufgegangen …". Leise summte ich die Melodie vor mich hin. Bei der dritten Strophe aber begann ich flüsternd zu singen:

Seht ihr den Mond dort stehen?
Er ist nur halb zu sehen
und ist doch rund und schön!
So sind wohl manche Sachen,
die wir getrost belachen,
weil unsre Augen sie nicht sehn.

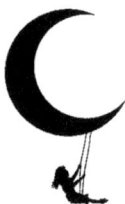

Alles Denken geschieht unter der Kategorie der Zeit, das wahre Erkennen dagegen schaut in einem ewigen Nu.

(Meister Eckhart, 1260 – 1328)

Quellen

Zur Einstimmung:
- o   INH – Informationsnetzwerk Homöopathie, www.netzwerk-homoeopathie.eu
- o   Eckart von Hirschhausen: Wunder wirken Wunder, Rowohlt, 2016, S. 210

Kapitel 1:
- o   Eckart von Hirschhausen: Die wundersame Macht der Gedanken, Sternstunde Philosophie vom 26.03.2017, SRF Kultur, youtube.com/watch?v=FTtR5pNylAc&t=1544s

Kapitel 2:
- o   de.wikipedia.org/wiki/Olfaktorische_Wahrnehmung
- o   de.wikipedia.org/wiki/Geruchsschwelle

Kapitel 3:
- o   Eckart von Hirschhausen: Wunder wirken Wunder, Rowohlt, 2016, S. 208

Kapitel 4:
- o   Eckart von Hirschhausen: Wunder wirken Wunder, Rowohlt, 2016, S. 215
- o   de.wikipedia.org/wiki/Chamäleons
- o   chamaeleon.de.tl/Mythologie.htm

Kapitel 5:
- o   Eckart von Hirschhausen: Die wundersame Macht der Gedanken, Sternstunde Philosophie vom 26.03.2017, SRF Kultur, youtube.com/watch?v=FTtR5pNylAc&t=1544s

Kapitel 6:
- o   Homöopathie – Kritisch nachgefragt zu Ursprüngen, Anwendung und Wirksamkeit, Interview mit J.Behnke, www.heilpraxisnet.de/naturheilpraxis/homoeopathie-kritisch-nachgefragt-zu-urspruengen-anwendung-und-wirksamkeit-20170622280302

- o   Eckart von Hirschhausen: Wunder wirken Wunder, Rowohlt, 2016, S. 209
- o   HaJo Fritschi: Angst vor Globuli?, BoD, 2017, S. 56

Kapitel 7:
- o   Eckart von Hirschhausen: Wunder wirken Wunder, Rowohlt, 2016, S. 209
- o   Urban Wiesing: Wer heilt, hat Recht? Über Pragmatik und Pluralität in der Medizin, Schattauer, S. 13ff.

Kapitel 8:
- o   Eckart von Hirschhausen: Wunder wirken Wunder, Rowohlt, 2016, S. 209
- o   HaJo Fritschi: Angst vor Globuli?, BoD, 2017, S. 61, 75, 89

Kapitel 9:
- o   Eckart von Hirschhausen: Wunder wirken Wunder, Rowohlt, 2016, S. 214

Informationen über Homöopathie

- o AEHA – Anwenderbündnis zum Erhalt homöopathischer Arzneimittel, www.aeha-buendnis.de
- o Carstens-Stiftung, www.carstens-stiftung.de
- o Dialogforum Pluralismus in der Medizin, www.dialogforum-pluralismusindermedizin.de
- o Homöopathie-Stiftung des Dt. Zentralvereins homöopathischer Ärzte, www.homoeopathie-stiftung.de
- o Homöopathie-TV, www.homoeopathie-tv.com
- o Homöopathie-Verband Schweiz, www.hvs.ch
- o HRI Homoepathy Research Institute, www.hri-research.org
- o Institut für Geschichte der Medizin, Robert-Bosch-Stiftung, www.igm-bosch.de
- o Institut für Komplementärmedizin an der Universität Bern, www.ikom.unibe.ch
- o Interuniversitäres Kolleg für Gesundheit und Entwicklung, www.inter-uni.net
- o Österreichische Gesellschaft für homöopathische Medizin, www.homoeopathie.at/Wissenschaft
- o Uni-Zentrum Naturheilkunde, Freiburg i.Br. www.uniklinik-freiburg.de/iuk/uni-zentrum-naturheilkunde
- o Wissenschaftliche Gesellschaft für Homöopathie, www.wisshom.de

Lesen Sie auch zum Thema:

HaJo Fritschi:
Angst vor Globuli?
Dann lesen Sie dieses Buch, bevor Homöopathie Sie um-
bringt. Eine Satire, 152 Seiten, BoD, € 15,00
(E-Book: €9,99)

Wer steckt hinter der aktuellen Homöopathiekritik? Welche
Ziele verfolgen die Kritiker und mit welchen Mitteln wollen
sie diese erreichen? Dieses Buch enthüllt auf satirische Weise
Denken und Handeln einer sogenannten „Skeptikerbewe-
gung", die u.a. die Medizin von allem befreien will, was nicht
einem rationalistisch-naturwissenschaftlichen Weltbild entspricht.

Stimmen zum Buch:

„Das Buch von HaJo Fritschi ist aufgrund der vielen interessan-
ten Informationen lesenswert und bereichernd. Es gibt neben
den Fakten dem Humor seinen Platz. Dies vermittelt dem Leser,
dass es möglich ist, mit Gelassenheit der Kritik und den Kritikern zu begegnen."
Roger Rissel in „Naturheilpraxis", Juni 2017

„Was für ein wundervolles, erfrischendes, mutiges und freches
Büchlein! Mir riss es mehrfach beim Lesen die Mundwinkel
auseinander und etliche Male musste ich lauthals losprusten.
Aber nicht nur zum herzhaften Lachen regt das Buch an, son-
dern vor allem - zum Selberdenken! Auch was die kritischen
und durchaus berechtigten Anmerkungen in Richtung der
Homöopathen am Schluss des Buches betrifft."
Norma Gäbler auf Amazon.de

Der Autor

HaJo Fritschi (Jahrgang 1958) ist Heil-
praktiker und Autor u.a. mit einer Ausbildung in Homöopathie. Er tritt für eine
offene Skepsis im Denken ein, die nicht
in eine bestimmte Richtung festgelegt
ist und sich einem respektvollen Dialog
verschiedener Ansichten und Meinungen
verpflichtet fühlt.

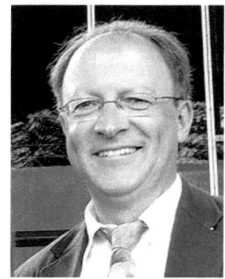

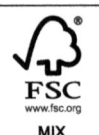